RECHERCHES

SUR L'ACTION

DE LA FÈVE DE CALABAR

Mémoire lu à l'Académie Royale des Sciences de Lisbonne le 15 décembre 1864

PAR

M. le professeur A.-M. BARBOSA

MEMBRE TITULAIRE

TRADUIT DU PORTUGAIS

PAR

Le Dr E. BERTHERAND (d'Alger)

MARSEILLE

TYP. ET LITH. BARLATIER-FEISSAT PÈRE ET FILS,
Rue Venture, 19.

1874

RECHERCHES

SUR L'ACTION

DE LA FÈVE DE CALABAR

Mémoire lu à l'Académie Royale des Sciences de Lisbonne le 15 décembre 1864

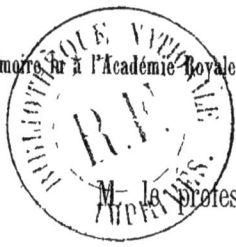

PAR

M. le professeur A.-M. BARBOSA

MEMBRE TITULAIRE

TRADUIT DU PORTUGAIS

PAR

Le Dr E. BERTHERAND (d'Alger)

MARSEILLE

TYP. ET LITH. BARLATIER-FEISSAT PÈRE ET FILS,
Rue Venture, 19.

—

1874

RECHERCHES

SUR L'ACTION

DE LA FÈVE DE CALABAR

————oo꞉ꞏ꞉oo————

Depuis longtemps la thérapeutique sentait le besoin de pos-
séder un moyen très-actif dans les maladies oculaires, mais
en sens opposé à celui de plusieurs espèces de solanées, notam-
ment de la belladone et de son principe dominant, l'atropine.
En effet, la médecine avait conscience de son impuissance à
s'opposer à la mydriase ou dilatation pupillaire, avec la même
facilité et simplicité que l'atrésie des pupilles sans adhérences
se corrige pár les agents mydriasiques connus depuis longtemps. Heureusement, cette grande lacune fut comblée en
1862 par le docteur Fraser (d'Edimbourg), qui découvrit dans
la fève de Calabar des propriétés opposées à celles que la bella-
donne exerce sur l'organe visuel.

Les propriétés toxiques de la fève de Calabar ingérée dans
l'estomac étaient connues en Europe bien avant ses effets
physiologiques sur la pupille et l'appareil accommodateur de
la vision.

Il y a vingt ans, quelques missionnaires de la Congrégation
presbytérienne d'Ecosse, stationnés sur la côte occidentale
d'Afrique, donnèrent une description de la fève de Calabar
dont le nom était, en ce pays, celui de *fève de prova*, tandis
que la plante productive portait celui de *éséré*, dans le dialecte
du vieux Calabar; et ils rendirent compte des effets qu'ils
avaient observés sur les indigènes soumis à l'emploi de cette
substance dont ils envoyaient, en même temps, des échantillons en Angleterre.

Le gouvernement de Calabar est oligarchique, généralement modéré, mais parfois despotique et cruel. Les chefs des diverses provinces forment entr'eux un conseil suprême, dont le président prend le titre de Roi. Après eux, viennent hiérarchiquement, les prêtres ou médecins qui président les fêtes, processions, invocations, etc. Là, tout événement inexplicable, agréable ou triste, est attribué à l'intervention d'un sorcier mystérieux ; pour le découvrir, on recourt aux propriétés délatrices des semences de l'*éséré*. Dès que quelqu'un est signalé comme criminel, l'accusation est confiée à un des chefs de la localité, qui réunit en conseil les gouverneurs voisins ; l'accusateur expose devant eux les motifs qu'il porte à la charge de l'accusé. Ce dernier est invité à présenter sa défense. Généralement l'accusé répond en demandant la *fève de prova* (c'est-à-dire la fève de la preuve), ce qui lui est aussitôt accordé. S'il ne se soumet pas spontanément à l'épreuve, il est condamné à s'y soumettre. La cérémonie de la preuve, à laquelle assiste une grande foule de curieux et pour laquelle on choisit la plus grande place de la province, consiste à faire avaler à l'accusé un breuvage laiteux, ou sorte d'émulsion, composée avec la fève pilée et dissoute dans de l'eau. Généralement, la pâte dissoute est divisée en deux portions, l'une à ingurgiter, l'autre à administrer en lavement. La dose de substance, graduée par le prêtre chargé de l'exécution du procès, comprend ordinairement 25 à 30 fèves, mais varie entre 12 et 100. Aussitôt après l'injection de la *fève de prova*, une des deux circonstances arrive : ou l'accusé vomit et est sauvé, ce qui prouve qu'il est innocent ; ou il meurt, ce qui démontre sa culpabilité. La mort survient parfois au bout d'une demi à une heure, précédée des symptômes de paralysie graduelle des muscles volontaires, et presque sans manifestation de souffrances ni d'angoisse. Quand l'accusé survit à l'épreuve, les juges proclament son innocence, et l'accusateur est forcé de se soumettre à la même épreuve.

La fève de Calabar est usitée non-séulement dans les preuves judiciaires mais encore dans les duels. Dans ce dernier cas, le provocateur partage avec les dents une fève en deux moitiés, en mange une et offre l'autre à son adversaire qui l'ingère immédiatement aussi. Dans ces circonstances, la mort survient fréquemment, parce qu'une demi-fève suffit pour amener ce résultat, tandis que le contraire a lieu parfois avec des doses élevées, l'organisme se chargeant alors de les expulser par le vomissement et les déjections alvines.

Les indigènes ne croient pas que les graines de l'*éséré* aient des propriétés spéciales : ils les considèrent, au contraire, comme une substance inerte, à laquelle cependant les doses communiquent la vertu d'indiquer l'auteur d'un crime grave, en déterminant la mort de la personne qui l'a perpétré. Seuls les chefs peuvent en prescrire l'emploi.

En Europe, on a eu de très-rares occasions de constater l'empoisonnement par la fève de Calabar. Un de ces cas s'est présenté chez le docteur Christison, qui, dans le but d'étudier les effets de cette substance, en avait ingurgité 6 grains anglais en un jour, et 12 le lendemain matin. Les premières doses avaient à peine déterminé un certain degré de faiblesse générale ; mais celles du lendemain provoquèrent un véritable empoisonnement, c'est-à-dire fréquence du pouls, faiblesse et irrégularité des mouvements cardiaques, vertiges et évanouissements sans angoisse, suspension des mouvements volontaires, mais sans perte de sentiment.

Deux autres faits se présentèrent, à Glascow, chez deux domestiques qui avaient mangé, par curiosité, un petit fragment de fève, du volume d'un petit pois et de 5 grains anglais (30 centigr.) environ. D'après le docteur Maclaren, qui les observa, il se manifesta quelques minutes après l'imprudence, un malaise général, des vertiges fréquents avec une extrême faiblesse, et cela pendant deux jours.

Un quatrième cas fut encore constaté, et par accident, à Saint-Pétersbourg, en 1863, chez une femme qui trouva sur le port une fève de Calabar, tombée d'une caisse fraîchement débarquée, la mangea et fut prise de symptômes d'empoisonnement, dont le docteur Linden, médecin de l'hôpital de Sainte-Marie-Magdeleine, où elle avait été aussitôt transportée, ne triompha qu'à l'aide de vomitifs.

Le 11 août 1864, on constata à Liverpool des faits bien
plus extraordinaires. Il n'y eut pas moins de 60 enfants em-
poisonnés avec des fèves de Calabar, trouvées sur un terrain
voisin du port et dans un quartier habité par une population
misérable et affamée : ces graines avaient été apportées
par un navire de la Compagnie commerciale de l'Afrique Occidentale, le *Commodore*, venant de Calabar, où, d'après une
version, il les avait prises, comme partie de sa cargaison,
dans des caisses mal conditionnées, ce qui avait facilité leur
échappement lors du déchargement ; selon une autre explica-
tion, elles auraient été apportées comme lest et jetées sur la
plage lors du travail d'appropriation du fond de cale. Quoi-
qu'il en soit, il est certain que les enfants avaient, dans le
voisinage de ce dépôt, mangé de ces fèves de Calabar, malgré
la dureté de l'épisperme et la saveur amère de l'amande, ce
qui donnait, à Liverpool, un spectacle des plus affligeants et
des plus douloureux. Le nombre moyen des fèves mangées par
chacun avait été de 2 à 4, mais variait de 1 à 12, et l'on
constata que celui qui avait ingurgité cette énorme quantité,
avait échappé à la mort, tandis que celui qui en avait à peine
avalé une seule succombait, le vomissement n'ayant pu avoir
lieu et la rejeter. Les symptômes se manifestèrent d'une demi-
heure à une heure et demie après l'ingestion des fèves, et
consistaient principalement, dans tous les cas, en une grande
prostration, pouls petit et fréquent, refroidissement général
de la peau avec sueur froide, vomissements chez les uns,
chez les autres déjections alvines répétées ; chez quelques-
uns, douleur aiguë dans le ventre ; chez les deux tiers seulement des malades, contraction de la pupille qui, chez un
malade soumis à l'action de l'électricité, cessait sous l'influence du courant électrique pour reparaître dès que l'élec-
trisation était interrompue ; 46 des malades furent recueillis
à l'hôpital du Midi, et les 14 autres dans un dispensaire. Leur
âge variait entre 2 à 10 ans, la majeure partie avait moins de
7 ans. La guérison eut lieu chez tous ceux qui vomirent ou à
qui on administra le sulfate de zinc, bien que le vomissement
eût déjà eu lieu chez eux par le seul effet du poison. Le

traitement consista dans le sel de zinc dont nous venons de parler, dans une émulsion de moutarde ou dans l'usage du carbonate d'ammoniaque. Un seul mourut, celui qui ne vomit point ni par l'influence toxique, ni par les vomitifs, et chez lequel l'introduction de la sonde œsophagienne ne parvint même pas à faciliter l'expulsion du poison : ce malade, âgé de 6 ans, était entré à l'hôpital avec des symptômes les plus graves et le pouls très faible. Alors que le médecin traitant, le D' Cameron, s'efforçait d'obtenir qu'il prît quelque boisson afin de provoquer le vomissement, le petit malade fut atteint de frissons, n'ayant aucun rapport avec des convulsions, et mourut comme dans une syncope, sans aucun signe d'agonie, mais, au contraire, avec l'expression de la plus parfaite tranquillité. Les pupilles seulement étaient à moitié contractées. L'autopsie vit voir le ventricule gauche du cœur dilaté et contenant presqu'autant de sang que le droit; l'estomac et les intestins, sans injection inflammatoire de leurs parois, renfermaient une quantité considérable de matière demi-liquide ayant l'apparence d'une émulsion d'amandes.

La mère d'un des enfants présenta également des symptômes d'empoisonnement, parce qu'ayant vu son fils malade et voulant savoir ce que c'était que la substance à laquelle l'indisposition était attribuée, elle mangea la moitié d'une amande. Elle sentit vers le soir des douleurs intestinales, mais passa bien la nuit ; ce ne fut que le lendemain que se manifestèrent les symptômes ordinaires de l'intoxication : une médication stimulante les dissipa en quelques heures.

Le docteur Daniell, médecin de la marine anglaise, appela, le premier, l'attention de ses confrères sur les propriétés de la fève de Calabar, dans un mémoire qu'il lut, en 1846, à la Société ethnologique de Londres (*On the natives of Old Calabar west coast of Africa*). il y donne connaissance de l'usage que l'on fait à Calabar de cette graine comme épreuve judiciaire ainsi que nous l'avons dit ; il indique sa provenance d'une légumineuse aquatique dont il ne dit pas le nom.

Plus tard, en 1854, le prêtre *Waddel*, missionnaire dans le Vieux Calabar, donna un récit plus détaillé, plus précis des effets déterminés par l'usage de cette semence ; il apprit que les indigènes appelaient *éséré* la plante, et envoya la même année à Edimbourg quelques graines au D' Christison. Avec ces graines et quelques autres provenant de diverses sources, le professeur anglais étudia leurs propriétés toxicologiques sur les lapins et sur lui-même, les compara aux effets déjà rapportés, puis communiqua le résultat de ses recherches à la Société Royale d'Edimbourg dans un Mémoire (*On the properties of the ordeal bean of Old Calabar*) publié en 1855 dans le *Monthely journal of medical science*. En 1858, le D' Tharpey étudia également son action sur la grenouille.

En 1860, Balfour donna (*Transactions of the Royal Society of Edimbourgh*) une description exacte de la plante qui fournit la fève de Calabar avec ses caractères botaniques, ayant tout d'abord fait germer quelques graines dans le jardin botanique d'Edimbourg et comparé la plante ainsi développée avec les échantillons reçus de Calabar par l'intermédiaire du missionnaire Baillie. Suivant lui, la légumineuse productrice de la fève de Calabar et qui prend le nom de *Physostigma venenosum*, est une grimpante vivace, croissant dans les lieux marécageux et sur les bords des rivières, pouvant atteindre 50 pieds de hauteur. de la tribu des *euphaseoles*, sous-ordre des *papillionacées*.

Mais jusque là on n'avait pas encore noté les singulières propriétés de la fève de Calabar sur les yeux et principalement sur la pupille. Au D' Thomas R. Fraser revient l'honneur d'avoir découvert cette action, à laquelle la fève de Calabar doit ses qualités dominantes. C'est en 1862 qu'il constata que l'extrait de féve de Calabar appliqué sur les yeux détermine la contraction pupillaire et qu'il a une action immédiate sur l'appareil accommodateur de la vision. Cette importante découverte fut publiée dans sa thèse inaugurale sur les caractères et l'usage de la fève de Calabar (*On the caracthers, actions and therapeutic uses of the ordeal bean Calabar Physostigma venenosum*), soutenue le 31 juillet 1862 et couronnée par la Société Royale d'Edimbourg. Ce travail fut publié dans les numéros de juillet et août 1863 de *Edimbourgh medical journal*.

La découverte du Dʳ Fraser fut bientôt confirmée par les observations d'un ophthalmologiste distingué, le Dʳ Argyll Robertson, également d'Edimbourg, faites sur lui-même, communiquées le 4 février de l'année suivante à la Société médico-chirurgicale de cette même ville et publiées le mois suivant dans le journal médical de la localité (*On the Calabar bean as a new agent in ophthalmic medecine*).

D'analogues résultats furent produits en Angleterre, en Allemagne, en Hollande et en France, par Soelbery Wells, Bowmann, G. Harley, Nunnely, Graefe, Donders, et Giraldès.

En ce qui nous concerne, nous avons également cherché à vérifier l'action de l'extrait de la fève de Calabar sur l'appareil accommodateur de la vision et particulièrement sur l'iris, et en même temps à tirer le meilleur parti de cette propriété dans les cas pathologiques de mydriase, de hernie de l'iris, et autres. Mais nous avons dû retarder nos observations parce que nous n'avons pu obtenir que tardivement l'extrait de fève de Calabar.

On trouve à Lisbonne les semences du *physostigma venenosum*, et il y en a à la pharmacie de l'Ecole Médico-Chirurgicale depuis le mois de mai 1864, où elles y ont été envoyées par la pharmacie Barrel et Irmas, à qui elles avaient été demandées par notre ami et collègue, le professeur Dʳ May Figueira. Les fèves de Calabar reçues à Lisbonne venaient de l'officine Benjamin Barral de Paris; mais l'extrait ne put être mis à notre disposition qu'au commencement de juillet où il arriva à la même pharmacie Barral, venant de chez Savory et Moore, de Londres.

Les caractères physiques de la fève de Calabar, vérifiés sur les échantillons mis à notre disposition à la pharmacie de Barral et sur ceux que possède notre Ecole Médico-Chirurgicale, sont les suivants:

Forme ovale ou plutôt semblable à celle du rein, avec deux faces convexes, un bord droit et un autre convexe muni d'un long hile avec un sillon ou raphée dans toute son étendue: couleur marron foncé ou chocolat brun, avec de nombreuses aspérités sur toute sa surface, ce qui lui donne l'aspect inégal de *peau de chagrin* ; l'épisperme ou tégument propre, qui donne à la semence la couleur foncée précitée, est dur, adhérent à l'amande, mais susceptible de s'en séparer sans grande difficulté ; l'amande blanche, friable, est constituée par deux cotylédons volumineux qui se séparent facilement l'un de l'autre : en eux réside la partie active de la fève de Calabar ; les dimensions des semences mises à notre disposition, sont: La plus grande longueur 32^{mm}, la plus petite 25^{mm}, la plus grande largeur 20^{mm}, la plus petite 16^{mm}, la plus grande épaisseur 17^{mm}, la plus petite 12^{mm}, poids le plus fort 5 gr. 50, poids le plus faible 3 gr. 33 ; chaque gousse ou fruit renferme 2 ou 3 de ces semences.

D'après Baker Edwards, sur 100 parties de semences il y en a 30 d'épisperme et 70 d'amande : d'après Harley, elle contient approximativement 2,7 0/0 d'extrait alcoolique actif, mais ce professeur a obtenu, par l'alcool rectifié bouillant, 5 et 6 0/0 d'extrait qui, après l'évaporation, se sépare en deux couches liquides parfaitement solubles dans l'éther.

L'extrait alcoolique sec forme avec l'eau une émulsion blanchâtre qui prend une couleur rosée par l'exposition à l'air et à la lumière. Le même professeur Baker Edwards, dans un mémoire lu à la Société pharmaceutique de Bath, affirme que 33 centigrammes d'extrait de la fève de Calabar dans 3 gr., 35 d'eau distillée représentent 6 gr. 87 d'amande ; une goutte de cette mixture équivaut à 14 centigrammes d'amande, et appliquée sur l'iris, produit une contraction qui dure cinq minutes.

Ne pouvant obtenir la calabarine, nous employâmes dans nos applications l'extrait de fève de Calabar ayant pour véhicule la gélatine, constituant ce que les Anglais appellent *calabarised gelatine* en forme de petits disques de 4^{mm} de diamètre, préparés par MM. Savory et Moore, de Londres, d'après les indications du Dr Ernest Hart, dans *the Lancet* du 16 janvier et du 16 avril de l'année 1864. Ces pharmaciens préparent aussi sous la même forme *l'atropised gelatine* pour les applications ophthalmologiques.

Cette manière d'employer sur l'œil l'extrait de la fève de Calabar nous paraît préférable, parce qu'on administre ainsi une quantité déterminée de médicament ; parce que la gélatine, s'imprégnant de la partie active, se ramollit et se dissout lentement, graduellement dans le liquide lacrymal qui humecte le globe de l'œil sans l'irriter et se trouve dans les meilleures conditions pour l'absorption. Il n'en est pas de même avec les carrés de papier préparés par Squire et Bell, ni avec ceux beaucoup plus forts que présentaient également Savory et Moore et dont on se servait en Angleterre avant de connaître les disques de gélatine ; ni avec ceux que fait en France Leperdriel, gradués et divisés en centimètres carrés subdivisés en dixièmes, chaque centimètre carré ayant 2 milligrammes d'extrait. Les uns et les autres, n'étant pas constitués par une matière soluble, interposés entre le globe oculaire et les paupières, agissent comme corps étrangers et d'une manière parfois insupportable.

Le Dr Robertson, déjà cité, emploie dans les applications ophthalmologiques l'extrait (1) de fève de Calabar dissous dans de l'eau distillée, à trois degrés de concentration. Dans la solution n° 1, chaque goutte pèse 1/4 de centigramme du poids de la fève ; dans celle n° 2, chaque goutte représente 10 centigrammes d'amande ; dans celle n° 3, chaque goutte équivaut à 20 centigrammes du poids.

La solution d'extrait de la fève de Calabar dans la glycérine (1 d'extrait pour 5 de glycérine), comme l'emploie notre compatriote Giraldès, nous paraît d'une application aussi avantageuse que la gélatine calabarisée, et c'est elle que nous aurions employée si nous n'avions pas eu cette préparation de Savory et Moore.

Le principe actif ou alcaloïde de la fève de Calabar, que le *Médical Times* et *Gazette* de 12 mars 1864 nous donne comme découvert par deux chimistes allemands Jobst et Hesse, de

(1) Le Dr Robertson prépare l'extrait de fève de Calabar en faisant macérer les fèves écorcées dans l'alcool rectifié, et évaporant le liquide obtenu jusqu'à consistance sirupeuse.

Stuttgart, n'a pu encore être obtenu par nous, c'est pourquoi nous ne l'employons pas de préférence. D'après ces savants, l'alcaloïde est exclusivement contenu dans les cotylédons et a été obtenu en dissolvant dans l'éther le résidu de l'évaporation d'une solution alcoolique de fève. La dissolution éthérée laisse, évaporée à son tour, déposer ce principe actif pour lequel ils proposent le nom de *physostigmine*, et que d'autre préfèrent appeler *calabarine* (1). D'après le journal précité, 2 gouttes d'une solution aqueuse de l'alcaloïde déterminent en dix minutes la contraction de la pupille jusqu'à la vingtième partie de son diamètre, un peu plus ou moins ; cet état persiste une heure et les diamètres reviennent à la condition antérieure au bout de 4 à 6 heures.

Ainsi qu'il a été dit plus haut, nous avons employé pour nos observations les disques de *gélatine calabarisée*, et nous étions efficacement secondé dans ces applications et ces études par notre ami et savant collègue, le Dr May Figueira.

Nos observations, au nombre de 23, ont été commencées le 11 juillet de 1864 : elles avaient pour but de vérifier l'effet de l'extrait de fève de Calabar sur les yeux à l'état normal, sur les yeux soumis préalablement ou simultanément à l'action mydriasique de l'atropine, dans les cas de mydriase pathologique et finalement dans les hernies de l'iris.

A. L'extrait de fève de Calabar a été appliqué chez sept individus dont les yeux étaient sains ; ils étaient tous de sexe masculin et à l'infirmerie de Saint-Antoine. Cette première série d'observations a donné les résultats suivants :

1° L'effet myosique de l'extrait de fève de Calabar commence à se manifester entre 15′ et 30′ après son application sur le globe oculaire ;

(1) La calabarine a, en principe, la forme huileuse, puis, après, se présente en masses d'un rouge brûlé, amorphes ; elle est peu soluble dans l'eau froide, mais soluble dans l'alcool, l'éther et les alcalis. La solution aqueuse a une saveur brûlante. Le bi-iodure de potassium la précipite en rouge foncé, et elle précipite le sesqui-oxyde de fer de ses dissolutions. Elle forme avec les acides des précipités rouges ou azurés-foncés qui précipitent en blanc par le tannin, en rouge pâle par le chlorure de platine, en bleu par le chlorure d'or, et en blanc rosé par le b –chlorure de mercure (Réveil).

2° Le maximum de contraction pupillaire a été obtenu entre 30′ et 80′ ;

3° La contraction de la pupille a été portée de 4^{mm}, $3^{mm}5$, 3^{mm} et $2^{mm}5$, dans l'état normal, à 2^{mm}, $1^{mm}5$, 1^{mm}, $0^{mm}8$ et $0^{mm}5$;

4° La myose s'est conservée stationnaire au plus haut degré entre 20′ et 3 heures ;

5° La contraction pupillaire a commencé à diminuer entre 1 heure et 50′, et 5 heures après l'application locale de l'extrait de la fève de Calabar ;

6° L'effet myosique s'est conservé au plus grand ou au moindre degré, entre 4 heures et plus de 24 ;

7° L'action de l'extrait de fève de Calabar se limite à l'œil sur lequel on en fait l'application directe ;

8° La promptitude dans l'apparition des effets myosiques, ainsi que leur durée et leur degré, ont été généralement en raison directe de la quantité de médicament appliquée.

B. Dans une autre série de 9 observations, l'action de la fève de Calabar a été étudiée encore sur des yeux avec des pupilles normales, mais conjointement avec celle de l'atropine appliquée antérieurement, en même temps ou peu après l'emploi de ce médicament. Voici les déductions auxquelles elles ont conduit :

1° La contraction pupillaire déterminée par la fève de Calabar après l'application de l'atropine est, en général, plus lente à se manifester ;

2° Dans ces circonstances, la contraction persiste moins longtemps que quand l'application de la fève de Calabar n'a pas été précédée de l'usage de l'atropine ;

3° La même contraction pupillaire cesse promptement, la dilatation subsistant, quand l'agent mydriasique employé est suffisamment concentré ;

4° Les deux actions de l'atropine et de la fève de Calabar sont manifestement opposées et se neutralisent ;

5° L'effet mydriasique de l'atropine est beaucoup plus persistant et beaucoup plus énergique que l'effet myosique de la fève de Calabar ;

6° La contraction produite par la fève de Calabar est plus prompte à se manifester que la dilatation due à l'emploi de l'atropine.

C. Une autre série d'observations, en nombre de 3, se rapporte à l'emploi de la fève de Calabar seule ou avec l'atropine, sur des yeux dont la pupille était plus ou moins paralysée. Il en résulte que :

1° L'extrait de la fève de Calabar agit pour contracter la pupille dilatée par la paralysie, pour le moins aussi facilement que quand il est appliqué sur des yeux sains ;

2° La durée de l'effet myosique n'a pas été moindre que quand il n'y a pas de mydriase par cette cause ;

3° Le médicament a agi simultanément sur l'appareil accommodateur de l'œil gauche du troisième malade, en restituant la clarté et la netteté de la vue dans la proportion où la pupille se contractait ;

4° L'action de la fève de Calabar, chez ce même malade, a paru s'étendre par absorption jusqu'au nerf paralysé, favorisant ainsi la guérison de la blépharoptose et de la paralysie des muscles droits, supérieur, interne, inférieur et petit oblique ;

5° La guérison de la maladie du même sujet et sa persistance sont dues en grande partie au traitement spécifique mercuriel et iodé convenablement prolongé comme l'on a fait.

D. Dans une série de deux observations, nous avons apprécié l'usage de l'extrait de fève de Calabar dans la hernie traumatique de l'iris. On a pu en conclure les avantages avec lesquels cet extrait, par sa propriété de contracter la pupille, est employé dans la hernie de l'iris sans adhérences ou avec des adhérences assez peu fortes pour céder aux tractions de l'iris.

Enfin notre but n'avait pas été seulement d'étudier l'action de la fève de Calabar sous le rapport de son influence sur les yeux, mais encore d'apprécier son emploi à l'intérieur dans deux cas d'épilepsie par notre collègue M. Edouard Auguste Motta, professeur distingué de médecine à l'Ecole de Lisbonne.

Ces deux cas ont démontré que la dose du médicament administré à l'intérieur a été élevée sans inconvénient d'un demi grain à seize grains par jour, un des malades arrivant ainsi à prendre 70 grains 1/2 en 24 jours, et l'autre 194 grains dans l'espace de 34 jours ; que les fonctions de nutrition parurent même heureusement influencées ; que la pupille ne présente point d'altération sensible ; enfin, que l'épilepsie contre laquelle cette substance était employée, ne fut pas très-notablement modifiée.

Ce n'est pas contre l'épilepsie seulement que l'usage de la fève de Calabar a été conseillé : il l'a été encore dans d'autres affections spasmodiques du système nerveux où il convient de calmer les spasmes musculaires sans affecter l'intelligence, telles sont, entr'autres, la chorée et le tétanos, en se basant sur ce que la fève de Calabar agit sur les nerfs moteurs en les paralysant, sans exercer d'influence sur l'appareil nerveux central ni sur l'irritabilité musculaire, comme l'a démontré l'expérimentation physiologique. Les résultats déjà obtenus dans la chorée par le Dr Harley et publiés dans le *Medical Times and Gazette* du 16 janvier 1864, et dans le *Journal d'Anatomie et de Physiologie* de Brown-Sequard et Robin (mars 1864) sont surtout de nature à encourager de nouvelles tentatives.

Nous répétons, en terminant, que nous n'avions pas d'autre but que de vérifier, par l'expérimentation personnelle, les effets locaux de la fève de Calabar que les journaux étrangers ont dernièrement annoncées et dont nous avons décrit les détails dans nos propres observations.

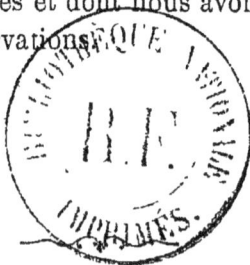

www.ingramcontent.com/pod-product-compliance
Lightning Source LLC
Chambersburg PA
CBHW050458210326
41520CB00019B/6257